Le Dr A. CHOUET

TRAITEMENT

DE

L'HYPOSPADIAS

PAR

LES GREFFES DE THIERSCH

(PROCÉDÉ DE M. NOVÉ-JOSSERAND)

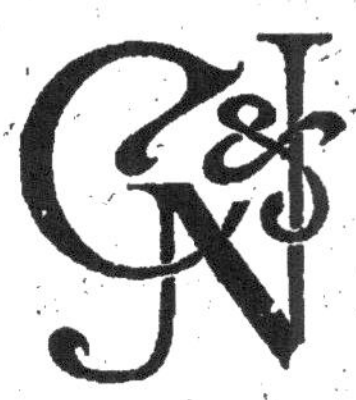

PARIS

GEORGES CARRÉ ET C. NAUD, ÉDITEURS

3, RUE RACINE, 3

—

1899

Le Dr A. CHOUET

TRAITEMENT

DE

L'HYPOSPADIAS

PAR

LES GREFFES DE THIERSCH

(PROCÉDÉ DE M. NOVÉ-JOSSERAND)

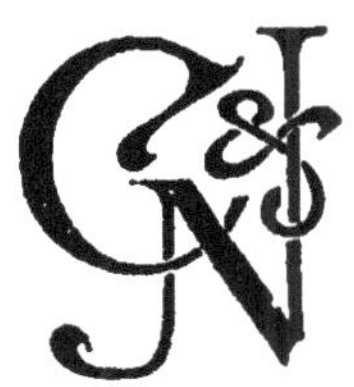

PARIS

GEORGES CARRÉ ET C. NAUD, ÉDITEURS

3, RUE RACINE, 3

1899

A MES PARENTS

A MES AMIS

Nous prions

M. LE PROFESSEUR BERGER

PROFESSEUR DE CLINIQUE CHIRURGICALE A LA FACULTÉ
MEMBRE DE L'ACADÉMIE DE MÉDECINE
CHIRURGIEN DE L'HOPITAL DE LA PITIÉ
OFFICIER DE LA LÉGION D'HONNEUR

d'agréer tous nos remerciements pour l'honneur
qu'il nous fait
en acceptant la présidence de notre thèse.

Dans les premiers jours du mois d'août de l'an dernier nous vîmes, à l'hôpital de la Pitié, M. Tuffier opérer un jeune homme présentant un hypospadias péno-scrotal par un procédé tout nouveau qui n'avait encore été expérimenté qu'une fois par son auteur M. Nové-Josserand de Lyon. M. Tuffier a bien voulu nous engager à faire de l'étude de cette opération le sujet de notre thèse inaugurale, nous le prions d'en agréer tous nos remercie-ments et nous les lui adressons avec d'autant plus de plaisir que déjà, l'été dernier, il nous avait fait l'honneur de nous communiquer toutes ses observations de malades opérés de gastro-entérostomie sans résection pour cancer de l'estomac et de nous proposer comme sujet de thèse l'étude des modifications fonctionnelles apportées par l'opération. C'étaient là des recherches fort attrayantes, tant par la nature même de la maladie et par le but de l'inter-vention chirurgicale que par les résultats du traitement si encourageants pour le chirurgien au point de vue des conséquences immédiates, si heureux pour le malade au point de vue des fonctions mécaniques et chimiques de son estomac; malheureusement, alors que nous étions déjà fort avancé dans ce travail, une absence trop pro-longée de Paris ne nous permit pas de poursuivre d'une façon continue l'examen régulier du chimisme stomacal et nous dûmes à notre grand regret abandonner cette étude. Pour tous les conseils qu'il nous avait alors prodigués, pour ceux qu'il nous a donnés cette fois encore, M. TUFFIER a droit à toute notre reconnaissance, qu'il en soit assuré.

Au moment de quitter définitivement la Faculté, il est un devoir que chacun remplit toujours avec joie qui consiste à rappeler le bon souvenir du temps passé dans les différents services des hôpitaux, nous en profitons pour assurer MM. OULMONT, MONOD, GAUCHER, JACCOUD, THIÉRY, BONNAIRE de tous nos sentiments de gratitude.

M. le Dr BONAMY, ancien interne des hôpitaux, qui déjà avait assisté M. Tuffier dans son opération, a bien voulu, avec cette habileté que tous, ses maîtres comme ses collègues, se plaisent à lui reconnaître, répéter sur le cadavre les différents temps du manuel opératoire pour en permettre la photographie, nous l'en remercions sincèrement.

Enfin nos excellents amis les Drs Georges MEYNIER et J.-B. MARTINI nous ont fait profiter, l'un de son savoir-faire photographique pour nous tirer les différents temps du manuel opératoire, l'autre de sa connaissance parfaite de l'italien pour nous traduire les récents travaux parus en cette langue sur la malformation qui nous occupe ; le dévouement aux amis leur est si naturel qu'ils n'aiment point à en être loués et nous ne savons quel tour de phrase employer pour les remercier des services qu'ils nous ont rendus pendant nos sept années d'études communes.

LES OPÉRATIONS NOUVELLES CONTRE L'HYPOSPADIAS

Nous ne ferons point, au commencement de ce travail, une étude complète de l'hypospadias. La pathogénie, l'anatomie pathologique, les symptômes sont décrits dans toutes les thèses qui ont paru jusqu'à ce jour sur cette malformation. Il nous serait impossible d'ajouter quoi que ce soit de nouveau à ces chapitres qu'on trouvera traités dans tous les livres de chirurgie plus clairement et plus exactement que nous ne le pourrions faire, avec une expérience et une autorité auxquelles nous ne saurions, naturellement, prétendre. Toutes les thèses sur l'hypospadias, celles qui ne sont qu'une revue d'ensemble des diverses méthodes proposées jusqu'au jour où elles ont paru, comme celles qui ont pour but l'étude d'un procédé nouveau, comprennent l'exposition complète de tous les traitements de cette infirmité alors connus. Nous ne les décrirons point une fois de plus, ce serait nous exposer à des redites fastidieuses qui n'auraient d'autre raison que paraître vouloir présenter une étude plus volumineuse, et cela avec d'autant plus de justesse que la plupart de ces procédés sont tombés dans le domaine courant et décrire les manuels opératoires des opérations de Duplay, de

Thiersch, de Landerer, de Rochet, etc., serait exposer dans le vide des méthodes pratiquées de tous. Nous nous contenterons simplement de rechercher les modifications les plus récemment proposées, celles qui ont pris naissance dans ces trois dernières années et de les faire connaître le plus brièvement possible. Il y en a cinq principales et elles peuvent être classées en trois groupes.

Dans le premier se place l'opération de Van Hook fondée sur un principe qu'on peut qualifier de nouveau, bien qu'il ne paraisse en réalité qu'une réminiscence de tentatives exécutées au milieu de ce siècle, entre autres par Maisonneuve. Différant quant à l'exécution du procédé de M. Nové-Josserand, elle n'en a pas moins les mêmes bases qui sont : la création d'un tunnel pénien et le tapissement de ce tunnel par une membrane qui cherche à remplacer la paroi absente de l'urètre. Elle est applicable à toutes les variétés d'hypospadias.

Le deuxième groupe comprend les procédés de Carl Beck, de New-York, de Von Hacker et de Bardenhauer. Ce dernier opérateur dit avoir eu connaissance de la tentative du chirurgien américain, mais il est bien difficile de discuter la question de priorité et d'attribuer la paternité du principe à l'un des deux premiers auteurs. Ils ont exécuté leur opération presque à la même époque, chacun de leur côté et à l'insu l'un de l'autre, et Von Hacker avait presque terminé le traitement de son malade lorsque Carl Beck publia son observation. Dans cette méthode, absolument nouvelle, on se base sur ce fait que l'urètre, lorsqu'il est libéré sur tous ses côtés et détaché de son enveloppe fibreuse, se laisse aisément attirer en avant ; on profite de cette propriété pour le mettre en place dans la partie du pénis où il fait défaut.

Enfin dans un troisième groupe se rangent quelques nouveaux procédés à lambeaux qui ne sont que des modifications de ceux généralement employés et qui ne paraissent avoir été inventés que pour remédier à des cas tout particuliers. Tels ceux de Kronacker, de Link, etc.

Sauf pour l'opération de Van Hook signalée par une note de deux lignes dans la *Revue de Chirurgie* de 1898, aucune de ces méthodes n'a encore été publiée en France et nous avons dû les traduire directement de leur langue d'origine. Nous les donnerons dans l'ordre que nous venons d'indiquer.

Opération de Van Hook. — Ayant obtenu deux insuccés par le procédé de Thiersch, Van Hook se décida à pratiquer une opération nouvelle qui fut, comme il le dit lui-même, une combinaison de canalisation et de formation de lambeau.

Il l'exécuta en juillet 1895 sur un jeune garçon âgé de 14 mois présentant un hypospadias péno-scrotal. La verge était beaucoup plus petite qu'un organe normal, elle était fortement attachée au scrotum par un repli de peau qui passait en fer à cheval sur le dos du pénis et descendait latéralement de part et d'autre sur le scrotum, donnant ainsi une assez grande ressemblance avec le clitoris et les grandes lèvres. Les corps caverneux étaient mal développés et présentaient une courbure exagérée.

L'opération fut pratiquée en plusieurs séances.

La première eut pour but de créer un canal à travers le gland et les corps caverneux jusqu'à l'ouverture anormale de l'urètre. Pour ce faire, Van Hook se décida à pratiquer un tunnel par transpercement et à le recouvrir avec un lambeau pédiculé de peau pris sur le prépuce, le pénis ou le scrotum. Ce ne fut que lorsque l'enfant eut été anesthésié qu'il fut possible de déterminer le siège de ce lambeau. En soulevant le prépuce et en examinant une partie de ce dernier par transparence, on put apercevoir non seulement les gros vaisseaux mais aussi les plus délicats qui cheminaient presque à fleur de peau. Van Hook choisit alors le plus gros de ces vaisseaux dont les branches se ramifiaient comme les nervures d'une feuille lancéolée et transfixa latéralement le prépuce par deux incisions parallèles à ce vaisseau. Il avait ainsi un large lambeau revêtu sur ses surfaces d'épithélium et pourvu d'artères pulsatiles. Il fit une incision transversale à la base et assez légère pour ne pas blesser l'artère. Les deux feuillets du prépuce furent dédoublés et le lambeau enroulé sur un rouleau de gaze iodoformée, sa face cruentée en dehors et sa face mi-muqueuse, mi-épidermique en dedans, les deux bords furent fixés par un surjet au catgut. On avait ainsi un manchon de tissu maintenu par une mèche de gaze.

Le 2ᵉ temps consista en la création du tunnel pénien. Le pénis fut transfixé à partir du sommet du gland jusqu'au méat hypospade au moyen d'un couteau étroit à cataracte, l'incision étant dirigée sagittalement. Au moyen d'un fil lié sur la gaze et passé dans le canal néoformé, on tira le lambeau jusqu'à l'ouverture anormale de l'urètre où il fut fixé. Il fallut pour exécuter ces temps 10 à 12 minutes. On redressa alors l'organe par le procédé ordinaire en transformant une incision transversale en une plaie longitudinale. Le lambeau resta vivant et se réunit complètement aux tissus péniens, formant un bon conduit à travers l'organe.

Mais au moment de la seconde intervention pratiquée 3 semaines après la première, Van Hook constata que le lambeau s'était rétracté et il regretta vivement de ne l'avoir pas fait plus long qu'il n'était nécessaire pour couvrir exactement le canal. Comme le lambeau avait été taillé trop large d'un tiers, la rétraction en largeur n'avait eu aucun inconvénient. Le nouveau conduit s'était oblitéré au point de jonction avec l'urètre et il fallut y remédier par une seconde opération qui fut exécutée sur le même principe que la précédente.

Van Hook fit une boutonnière en avant de la partie oblitérée et après perforation de la stricture avec un couteau à cataracte, il introduisit une mèche de gaze iodoformée recouverte d'un lambeau pris cette fois sur la peau du pénis. Cette seconde opération donna un succès complet. L'ouverture anormale fut fermée dans une troisième séance, mais, comme l'urine filtrait par les sutures, on fit une boutonnière périnéale et on passa dans la vessie une sonde à demeure jusqu'à guérison des fistules.

Ces différentes interventions demandèrent 6 mois, mais Van Hook fait remarquer que ce temps pourrait être considérablement réduit.

Nous ne ferons point ici la critique de cette opération, sa place sera toute indiquée dans la discussion du procédé de M. Nové-Josserand, avec lequel elle présente une analogie assez grande.

Opération de Carl Beck. — Dans une communication à la Société de médecine allemande de New-York en octobre 1897, Carl Beck préconise une nouvelle opération qui s'adresse surtout à l'hypospadias balanique mais qu'il appliqua également à la variété pénienne. En instituant ce procédé il eut surtout pour but « d'éviter le contact de l'urine avec la plaie qui peut occasionner un lâchage des sutures et une fistule consécutive et la nécessité de placer un corps étranger tel qu'une sonde qu'il est difficile de maintenir fixe jusqu'à ce que la réunion soit complète, et que la cicatrisation de la plaie ne soit plus influencée par le passage de l'urine ».

Le principe de cette opération est le suivant : au lieu de créer un nouveau canal on se sert de l'urètre préexistant que l'on dissèque sur une certaine longueur et que l'on attire en avant. Cette dissection est aisée et l'urètre se laisse très facilement allonger dès qu'on l'a mobilisé suffisamment.

Dans le premier cas opéré par Beck il s'agissait d'un jeune homme atteint d'hypospadias balanique, l'ouverture anormale était située un peu en arrière du sillon rétro-glandulaire et une gouttière assez profonde s'étendait sagittalement du méat au sommet du gland.

L'auteur décrit ainsi son opération.

« Pendant qu'on tend la verge en tirant en haut le gland, on mène d'abord à 1 centimètre en arrière du méat hypospade une incision transversale allant d'un côté à l'autre dont la longueur répond environ au quart de la circonférence totale de l'organe. On attire alors très fortement en bas le bord de la plaie situé du côté du scrotum, ce qui réussit facilement, de façon à dégager l'urètre sans le blesser jusqu'à ce que la longueur de la partie dégagée soit environ des deux tiers de la longueur de la gouttière du gland. Sur la face postérieure et des deux côtés, on doit dégager l'urètre beaucoup plus suffisamment qu'il n'est nécessaire sur la face antérieure.

« On transfixe alors le bord antérieur de l'urètre avec une fine suture et on l'attire en haut pour qu'on puisse le coudre dans le méat présomptif à la lèvre antérieure du gland qui a été avivée. Ensuite on passe de même un fil à travers la lèvre postérieure de l'urètre pour qu'on puisse aussi l'attirer en avant et on la suture à un point diamétralement opposé à la suture précédente. Cette portion postérieure de l'urètre, dégagée en dedans et en avant, se laisse facilement retourner pour qu'il soit possible de l'attirer jusqu'au-dessus du gland et de la suturer le long du bord que l'on a avivé. On transforme alors la plaie transversale en une plaie longitudinale pour former un soutien à l'urètre, de semblable façon à ce qui se passe pour la paupière inférieure dans l'opération de l'ectropion. Par ce même temps l'incurvation est supprimée. De cette façon la paroi même de l'urètre reste intacte, l'urine n'arrive pas en contact avec la plaie et il est inutile de mettre en place un corps étranger quelconque car le canal n'a plus besoin d'être travaillé.

J'ai pratiqué deux fois cette opération jusqu'à présent. La première fois chez un jeune homme qui avait déjà été opéré trois fois de suite. Avec la méthode que je viens d'exposer, l'opération réussit avec une facilité extraordinaire ; il ne se produisit absolument aucune réaction.

L'autre cas concerne un enfant que j'ai opéré il y a quelques jours seulement chez lequel l'hypospadias était du type pénien. Malgré cela l'opération paraît avoir réussi en partie, cependant, dans la majorité des cas, je devrais borner ma modification opératoire à l'hypospadias du gland pour lequel elle a un résultat des plus favorables comme je crois être en droit de l'admettre ».

Opération de Von Hacker. — L'opération de Von Hacker diffère de celle de Carl Beck en ce point que l'un a suturé l'urètre mobilisé dans une gouttière bien formée préexistante sur la face postérieure du gland, tandis que l'autre n'ayant pas ce sillon à sa disposition a dû créer un nouveau canal à travers le gland. C'est parce qu'il avait remarqué, en traitant les rétrécissements cicatriciels par excision et mobilisation des deux bouts de l'urètre, l'extensibilité de ce conduit aussi bien dans sa partie spongieuse que dans sa partie membraneuse que Von Hacker eut l'idée d'utiliser cette propriété au traitement de l'épi et de l'hypospadias.

a) On pratique une incision formant un angle ouvert en haut et qui embrasse l'orifice anormal dans son sommet, les deux côtés de l'angle sont dirigés vers la base du gland. On incise le méat en haut transversalement, et en bas longitudinalement sur la ligne médiane.

b) On libère l'urètre avec son corps spongieux à l'aide des deux incisions ci-dessus, en le retirant de la rigole formée par les corps caverneux sur une longueur de 2ᶜ,5 environ, aussi loin que les corps caverneux restent en rapport avec l'urètre.

c) On fait passer une sonde cannelée par le méat hypospade et on la dirige vers le sommet du gland, celui-ci est incisé sur cette sonde dans une direction sagittale, et on élargit le canal ainsi formé autant qu'il est nécessaire avec un scalpel étroit. On saisit ensuite le bout de l'urètre avec une pince fine passée par le sommet du gland, on l'attire et on le fixe au nouveau méat par 4 points de suture.

Une sonde de Nélaton fut introduite pour 1-2 jours afin d'empêcher l'agglutination de l'orifice. La guérison fut rapide et obtenue par première intention. Le pénis présentait une forme normale et le gland se trouvait directement dans son prolongement. Il était impossible de reconnaître les traces de la malformation antérieure. La sortie de l'urine se faisait en un jet plein, puissant et presque à la place du méat normal.

Opération de Bardenhauer. — Bardenhauer essaya une première fois le procédé de Carl Beck et il eut un résultat assez satisfaisant. mais les sutures ne tinrent pas toutes et il y eut une hémorragie assez considérable, néanmoins l'urètre resta bien fixé à la partie inférieure du gland. Aussi dans son second cas Bardenhauer modifia le procédé de Beck de la façon suivante qui ne diffère guère de la méthode de Von Hacker.

a) Dissection de la peau du pénis à la face inférieure jusque vers la racine et libération des parois antérieure et latérales de l'urètre des tissus environnants jusqu'à la moitié de la « pars pendula ».

b) Un trocart assez gros est introduit à travers le gland et à partir de son sommet est dirigé vers l'urètre jusqu'à ce qu'il sorte par l'orifice hypospade.

c) L'urètre est attiré avec une pince à travers le gland transpercé et fixé au sommet à l'aide de 4 points de suture, comme dans l'opération précédente, mais pour faciliter les sutures au sommet, on fixe d'abord la portion postérieure du canal aux tissus environnants à la base du gland par 4 points de suture au catgut.

d) Suture longitudinale de la peau à la soie, ce qui contribue à la fixité de l'urètre.

Le résultat opératoire fut parfait au point de vue esthétique et fonctionnel. Les sutures furent enlevées au bout de 8-14 jours. Il n'y eut pas besoin de cathétérisme. 4 semaines après l'opération, on distinguait à peine les traces d'une ancienne malformation congénitale.

Dans la discussion qui suivit la communication de Beck à la Société de médecine allemande de New-York, on fit à sa méthode cette objection que, loin de corriger la courbure du pénis, elle devait au contraire l'augmenter. Si cette objection n'est pas applicable à l'hypospadias balanique, il n'en est pas de même pour la variété pénienne, principalement lorsque le méat s'ouvre sur la moitié postérieure de l'organe, l'urètre doit alors soustendre le pénis, comme une corde un arc, et la convexité doit se trouver exagérée. Enfin l'extensibilité de l'urètre a des limites, elle ne dépasse guère 3 centimètres et c'est là un empêchement à la généralisation de cette méthode, aussi elle ne pourra guère être employée qu'à la création d'un canal balanique et jamais à la cure d'une malformation pénienne.

Carl Beck lui-même déclare que, dans son second cas où l'infirmité était de cette nature, l'opération ne réussit qu'en partie ; il nous a été impossible de trouver dans les bulletins ultérieurs de la société aucune nouvelle communication de l'auteur, et cependant il est des plus plus probables que, si les suites opératoires éloignées avaient été entièrement satisfaisantes, il n'eût pas manqué de les faire connaître.

Opération de Kronacker. — Elle s'adresse surtout à l'hypospadias du gland : pour y remédier on emploie le prépuce aussi largement que possible, malheureusement, comme l'auteur le constate, ce tissu s'œdématie aussitôt après la plus petite lésion et, s'il reste longtemps œdématié, il s'hypertrophie, souvent même il se gangrène. Kronacker exécuta son opération sur deux enfants en bas âge en se fondant sur le principe suivant : « Contre le gland et jusqu'à l'ouverture de l'urètre se trouve généralement une gouttière bien formée qui occupe le milieu de la face inférieure. Pour compléter le nouvel urètre on garnit cette gouttière d'une paroi inférieure. La face muqueuse du prépuce y est propre et on l'y emploie de moitié ou de 2/3. Habituellement on la sépare en deux parties, si l'une meurt, on a l'autre à sa disposition. Si le tout échoue on possède dans la peau du scrotum une nouvelle ressource. Le prépuce employé pour cette paroi inférieure a pour soi l'avantage d'être une muqueuse, il est en outre beaucoup plus élastique que la peau du scrotum, de telle façon qu'il ne peut jamais arriver à travers le gland ni rigidité du canal, ni rétrécissement, ni oblitération. L'urètre balanique de Thiersch a cet inconvénient qu'il peut être irrégulier, la partie postérieure en particulier est très étroite. L'idéal serait de tapisser également la

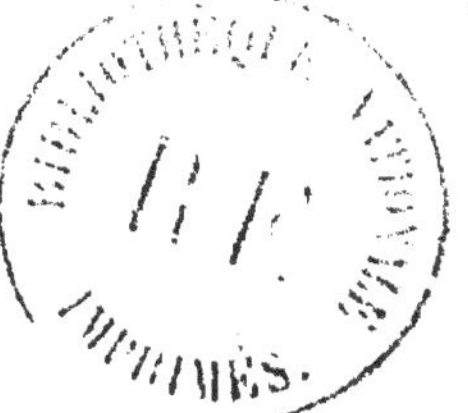

gouttière, le tout par conséquent, avec la muqueuse du prépuce. Il est absolument indispensable, lors de l'exécution de cette méthode, de procéder incision par incision, si on veut obtenir viable le lambeau taillé sur le prépuce. Son pédicule n'est pas ordinairement très épais, aussi on doit attendre après le premier acte opératoire la formation de nouveaux vaisseaux en son milieu, pour cela du reste la nature du lambeau et plus ou moins le gland lui-même sont utiles. Il est opportun de répartir l'opération en un certain nombre de séances et de fixer entre elles un temps déterminé. » Ces séances sont les suivantes :

1° Division de l'ouverture de l'urètre sur 1/2 centimètre en arrière, division du gland au bistouri en avant jusqu'à l'orifice, l'incision conduite sur le milieu du gland intéresse toute la moitié inférieure, la plaie saignant fortement est touchée au thermocautère, en partie à cause de l'hémorragie, en partie pour agrandir et approfondir la plaie. Tamponnement à la gaze iodoformée. 3 ou 4 semaines sont nécessaires pour la cicatrisation complète de la gouttière néoformée ;

2° Après cicatrisation de la gouttière, le prépuce est incisé sur toute sa longueur jusqu'à son insertion sur le gland, en son milieu ou vers son tiers interne ou externe. On peut alors, soit attendre quelque temps, soit poursuivre l'opération. Le mieux est d'attendre pour permettre au rapide gonflement consécutif du lambeau de disparaître ;

3° Un des lambeaux, de préférence le plus large lorsqu'ils sont de proportion inégale, est détaché, transversalement en dehors, de son insertion sur le gland sauf un

pédicule large de 5 millimètres, puis renversé en bas et
de dehors en dedans jusqu'à ce que sa muqueuse regarde
tout entière la gouttière du gland. Le pédicule, relativement mince, subit pour cela une forte rotation habituellement bien supportée. Si l'on prend par exemple le côté
gauche, la portion du prépuce placée dans la gouttière
est avivée en arrière et à gauche sur une surface de 2 à
3 millimètres aux ciseaux ou au bistouri, il en est de
même pour la lèvre de la gouttière, qui doit être adaptée
à cette partie du lambeau. On réunit alors les surfaces
ainsi avivées par quelques points de sutures. Le bord libre
du lambeau regarde en haut, le pédicule se trouve situé
sur la moitié droite du gland et arrive jusqu'à la gouttière. La partie droite de cette dernière reste libre jusqu'à
ce qu'elle soit recouverte par le lambeau gauche. Kronacker se sert de 6 sutures, 3 profondes et 3 superfi-
cielles, il panse la plaie à l'iodoforme qu'il recouvre d'une
compresse d'eau boro-salicylée, remplacée au bout de 2
à 3 jours par une solution physiologique de sel de cui-
sine. Il est utile d'introduire immédiatement une sonde
à demeure pour une durée d'au moins 8 jours, au bout
de 8 jours la fermeture est généralement assurée, si les
avivements ont été larges et les sutures profondes. Lorsque
la sonde à demeure n'est pas tolérée, il est absolument
nécessaire d'établir une fistule en arrière du champ opératoire ;

4° Après 3 semaines, on sépare le pédicule et on suture le côté droit, latéralement comme à gauche, à la partie antérieure de la gouttière largement avivée ; même
pansement, sonde à demeure. La section faite, le pédicule

est réuni au pénis, après raccourcissement nécessaire par une suture linéaire. Au bout de quelques jours on procède de même pour le lambeau préputial restant. Le lambeau est nourri par son pédicule et à un degré moindre par la surface sur laquelle il est suturé. Ce n'est que lorsque des adhérences suffisantes se sont produites qu'on a le droit de sectionner le pédicule et de poursuivre l'opération. Il faut continuer les sutures assez loin en avant, parce qu'il y a toujours un peu de rétraction et la gouttière n'est plus entièrement recouverte à sa partie antérieure.

Kronacker dit que l'exécution de son opération est très laborieuse, et il insiste sur ce fait que les séances doivent être de courte durée et qu'il faut procéder point par point si l'on veut avoir un résultat garanti. Il arrive quelquefois des accidents fâcheux, qu'on peut le plus souvent éviter avec un peu d'attention, tel que tailler en pointe les pédicules des lambeaux qui alors meurent. Enfin, lorsqu'on suture le second lambeau, il se trouve situé au-dessus du premier qui peut être comprimé et s'œdématier. Dans les deux cas que Kronacker a opérés, d'après cette méthode, le résultat fut des plus satisfaisants. La durée du traitement fut de 2 à 4 mois.

Dans une troisième tentative, le même auteur essaya de créer le nouvel urètre tout entier, en tapissant la gouttière balanique avec la muqueuse préputiale. Il divisa pour cela le prépuce en 3 lambeaux et il sutura l'un d'eux dans la profondeur de la gouttière où il prit bien, mais les deux autres lambeaux s'œdematièrent et moururent et l'opération ne put être continuée par cette méthode.

Opération de Link. — Cette opération, comme idée générale, rappelle celle de M. Rochet, mais elle prend sur le pénis, en arrière du méat, le lambeau que le chirurgien lyonnais prend sur le scrotum dans le cas d'hypospadias péno-scrotal. Il s'agit d'un jeune homme qui vint consulter Link pour un hypospadias de la partie moyenne du pénis pour lequel il avait été déjà opéré sans résultat et sur lequel il était impossible de tenter de nouveau l'opération de Duplay. Il restait comme vestiges de cette opération une gouttière bordée de 2 lèvres, s'étendant du méat hypospade à la base du gland.

Link aviva les deux lèvres de cette gouttière et en arrière du méat, il conduisit à travers la peau du pénis, jusque sur le scrotum, deux incisions parallèles qu'il réunit à leur extrémité postérieure par une incision transversale. Il disséqua très minutieusement ce lambeau, ainsi qu'une bande de tissu sous-jacent et il le renversa en avant, de façon que son côté épidermique se trouvât situé en dedans et son côté cruenté en dehors. Il réunit alors chaque bord de ce lambeau à la lèvre correspondante de la gouttière pénienne par des points de suture à la soie très fine. Puis il fit, à la hauteur de la nouvelle bouche de l'urètre, deux courtes incisions transversales de part et d'autre sur la peau du pénis et il disséqua légèrement cette peau des deux côtés de l'urètre, dans toute sa longueur, jusqu'au scrotum et sur une largeur de 1 centimètre ; il en résultait deux lambeaux latéraux qu'il rapprocha avec facilité sur la ligne médiane. Ainsi qu'on l'a compris, Link, par ce procédé, formait dans le même temps opératoire un nouvel urètre et fermait le méat hypospade. Il n'avait point, par cette opération, fermé la gouttière balanique, il avait négligé de le faire, se souvenant, dit-il, d'un cas de Billroth où une grave pyémie s'était déclarée après perforation du gland.

Cela n'empêcha point l'opération de répondre au résultat qu'avait demandé le malade et qu'avait recherché l'opérateur, qui était de permettre de procréer au patient marié depuis longtemps et jusque-là infécond. Lorsque Link revit son opéré, 3 ans après, il était père de famille.

D'autres opérateurs ont légèrement modifié les procédés généralement employés, mais avec une originalité insuffisante pour qu'on puisse décrire sous leur nom une opération nouvelle. C'est ainsi que M. Forgue, de Montpellier, a apporté quelques changements dans deux interventions aux procédés de M. Duplay et de M. Rochet et que le professeur de clinique chirurgicale de l'Université de Wurzbourg, cité dans la thèse de Simon Fromm, s'est servi du prépuce chez un enfant hermaphrodite, pour allonger et redresser une verge qui n'était pas plus saillante qu'un clitoris.

Applicables seulement à des malformations spéciales et n'ayant pas, par conséquent, d'autres raisons d'être, toutes ces modifications ne sauraient en aucun cas s'ériger en méthode générale et il est inutile d'insister sur leur technique.

L'OPÉRATION DE M. NOVÉ-JOSSERAND

Dès qu'on étudie un peu longuement les opérations dirigées contre l'hypospadias, on est étonné de rencontrer chez des auteurs du milieu de ce siècle des méthodes presque analogues à celles proposées de nos jours comme nouvelles par des chirurgiens qui y on attaché leur nom. C'est ainsi, pour n'en donner qu'un exemple, que le procédé généralement connu aujourd'hui sous le nom de M. Rochet, était pratiqué dès 1868 par Michel (1), professeur de clinique chirurgicale à l'école de Strasbourg, lequel ne faisait que modifier une opération antérieure de Jobert de Lamballe. Le procédé de M. Rochet ne diffère de celui de Michel qu'en ce seul point que l'un, pour faciliter la dissection des lambeaux péniens, fait sur leur extrémité antérieure deux petites incisions transversales parallèles à la base du gland, tandis que l'autre prolonge les incisions longitudinales jusque sur le prépuce.

L'opération de Van Hook, antérieure et analogue

---

(1) Courvoisier. *Thèse*, Strasbourg, 1869.

comme principe à celle de M. Nové-Josserand, laisse à ce dernier qui l'ignorait au moment de son intervention tout le mérite de son idée et ne lui enlève rien de son originalité.

C'est à la suite d'un échec après opération par la méthode de Duplay d'un hypospadias péno-scrotal que M. Nové-Josserand conçut et exécuta le procédé aujourd'hui connu sous son nom et qui a été essayé après lui avec un plein succès par M. Tuffier. Il nous a été impossible de trouver, soit dans les journaux de médecine, soit dans les quelques services de chirurgie des hôpitaux de Paris où nous nous sommes adressés, trace d'une opération du même genre. C'est donc d'après ces deux seuls cas que nous pouvons aujourd'hui publier cette étude. (Actuellement cependant, dans le service de M. le Pr Berger se trouve un malade opéré le 14 mars et encore en cours de traitement.)

Cette opération, comme nous l'avons dit, est basée sur le même principe que celle de Van Hook : créer un canal à travers le pénis ; le tapisser d'une paroi qui empêche son oblitération, ce sont ces deux temps principaux.

La création du canal par perforation était le seul traitement de l'hypospadias connu des anciens, mais comme il ne tardait pas à s'oblitérer, déjà dès le milieu de ce siècle certains opérateurs cherchèrent à lui donner une paroi propre ; malheureusement les suppurations intarissables si fréquentes à cette époque empêchèrent dans les quelques tentatives faites la prise du lambeau et la réussite de l'opération.

Galien perforait le gland avec des épines mais il ne s'attaquait guère qu'à ces cas où le canal de l'urètre existe et n'est qu'oblitéré par une membrane relativement peu épaisse.

Albucassis (1) transperse le gland avec un instrument
ayant la forme d'un triangle isocèle très allongé dont le
côté tranchant est légèrement concave et il introduit dans
l'incision une tige de plomb qu'il laisse en place plusieurs
jours pour empêcher la rétraction du canal qu'il cathétérise de temps en temps. Cependant il ne faut point que le
méat soit trop en arrière, dès qu'il se trouve sur le pénis,
persuadé que le principal inconvénient est l'impossibilité
de procréer pour l'individu atteint de cette infirmité, et
que le seul moyen d'y remédier est de rétablir le méat au
milieu de l'organe. Albucassis propose une opération
bizarre, également décrite par Paul d'Egine. Il supprime
toute la partie de l'organe qui se trouve en avant du méat
et taille le pénis en forme d'un gland, mais l'hémorragie
était si terrible, au dire d'Albucassis, et la guérison si hasar-
deuse, q'uon est étonné qu'une pareille méthode ait pu être
suivie par tous ses contemporains.

Pendant tout le moyen âge les médecins, tant arabes
qu'européens, recommandent la canalisation par perforation. Amatus Lusitanus (2) le premier, l'emploie sur un
enfant de deux ans atteint d'hypospadias péno-scrotal, sa
description ne permet pas d'en douter. Il s'agit d'un cas
dans lequel le gland était imperforé et sur lequel il n'existait même aucun vestige du méat, cependant près de la
racine de la verge, tout près des testicules, se trouvait
une ouverture par laquelle l'urine ne s'échappait pas goutte

____

(1) De curatione virgae non perforatae, aut non in suo loco.
(2) Curatio de glande non perforata, nec in ea foraminis vestigio ullo
apparente.

à goutte, mais s'émettait directement. Lusitanus introduisit dans le méat hypospade une canule d'argent qu'il dirigea vers le sommet de la verge tant qu'il put avancer, mais comme à la base du gland, il lui était impossible d'aller plus loin il conduisit à travers la canule un instrument pointu qui acheva la perforation.

Continuée jusqu'à nos jours par Fabrice d'Acquapendente, Dionys, Ambroise Paré, Heister, Guillemeau, Haller, Lescot, Daleschamps de Lyon, etc., mais abandonnée par la plus grande partie des chirurgiens qui négligent le traitement de cette malformation, cette méthode ne subit guère de modifications jusqu'au commencement de ce siècle; ce n'est qu'alors que différents auteurs tentèrent de la perfectionner, cherchant surtout à remédier à l'oblitération ultérieure du canal et à le transformer en une « fistule persistante ».

Rublach et Bégin ont chacun un succès, Vidal de Cassis et Velpeau pensent qu'on peut rétablir le canal mais sans citer de faits personnels, tandis que Malgaigne, Boyer, Bérard croient que l'opération présente peu de chances de succès et même est impraticable.

Dupuytren (*Journal univ. et heb. des progrès des sc. et inst. méd.* 1834), pour empêcher l'oblitération du canal, se servit de la cautérisation. Il introduisit un trois-quarts du sommet de la verge jusqu'au point où existait l'ouverture contre nature ; un cautère en roseau rougi à blanc traversa et cautérisa ce trajet nouveau, une inflammation des plus violentes s'empara de l'organe, la gangrène menaça de le détruire. Enfin les accidents se dissipèrent, les escarres résultant de la cautérisation tombèrent, une suppuration

abondante s'établit. Une sonde en gomme fut alors introduite dans le canal artificiel, elle se continuait avec l'urètre
et pénétrait dans la vessie. Il fallut l'employer trois mois,
on cautérisa plusieurs fois l'orifice contre nature avec le
nitrate d'argent et il s'oblitéra. L'urine coulait par le nouveau canal. Dupuytren réussit une seconde fois la même
opération mais Guersant la tenta 10 fois et eut 10 insuccès.

Pour créer le canal, Guillon (*Journal des Connaissances
médico-chirurgicales*, 1843) prit certaines précautions,
il fit l'opération en deux temps au moyen de deux
petits ténotomes droits, l'un à lame fort aiguë, l'autre
à lame émoussée et de deux autres petits instruments
fabriqués avec une lame d'argent. Il introduisit dans
l'urètre pour en protéger la partie antérieure contre l'action du ténotome à lame pointue, un petit gorgeret d'argent de 8 centimètres de long, de 5 centimètres de large et
dont le quart resta en dehors. Puis, après avoir saisi convenablement le pénis avec la main gauche, au moyen du
ténotome à lame pointue, dont le tranchant était dirigé
transversalement à gauche et qu'il tenait de la main droite,
il fit, par une ponction dans l'infundibulum du gland et
en suivant la direction de l'urètre, pénétrer la pointe de
l'instrument à environ 5 millimètres de l'hypospadias en
l'appuyant sur le gorgeret placé à cet effet. Il eut soin de
le diriger de manière à conserver une portion assez large
de la membrane muqueuse de la paroi supérieure du canal,
une sorte de plancher pour fermer plus tard l'hypospadias
qui existait. Il retira son ténotome en incisant de droite
à gauche et donnant d'abord à ce nouvel urètre une lar-

geur d'environ 6 millimètres. Pendant un second temps
il fit pénétrer dans le nouveau canal une petite lame d'argent ployée par le milieu en forme de pincette destinée à
en protéger les parois antérieure et postérieure et à les
écarter convenablement, puis, au moyen du ténotome
mousse, il incisa le côté opposé, c'est-à-dire le côté droit
du nouvel urètre et de manière qu'une bougie de 12 millimètres de diamètre pût y être introduite facilement.
Le lendemain et les jours suivants, il se contenta de rou-
vrir la plaie au moyen de bougies très volumineuses
qu'il laissait séjourner pendant quelques minutes seulement. 6 mois après, l'urètre se prolongeait jusqu'au gland,
la portion nouvellement formée se laissait facilement tra-
verser par des bougies d'un pouce de circonférence et
livrait passage à un gros jet d'urine aplati transversalement et suivant la direction de l'axe du pénis. « La guérison, dit Guillon, s'est faite comme dans les autres plaies
qui se transforment en fistules. »

Ripoll (*Gazette hebdomadaire* 1856), de Toulouse, sur
un enfant de 4 ans atteint d'hypospadias pénien, introduisit un stylet cannelé très délié dans l'orifice hypospade
en dirigeant son extrémité vers la vessie et en tournant la
cannelure vers la face dorsale de la verge. Il saisit alors
solidement la verge et porta la pointe d'un trocart de
2 millimètres et demi de diamètre sur le sommet du
gland. Il traversa celui-ci et, glissant sous la peau, il
plaça la pointe de l'instrument dans la cannelure du
stylet. Retirant alors le dard, il fit glisser la canule
dans la cannelure du stylet qui lui servit de conducteur
et s'assura qu'il pénétrait bien dans le canal de l'urètre.

Il enleva alors la canule et la remplaça immédiatement par une bougie en gomme de 2 millimètres un tiers de diamètre qui pénétra dans la vessie. Il n'y eut pas d'hémorragie, les suites immédiates de l'opération et ses résultats éloignés furent des plus satisfaisants.

Enfin dans deux cas où il y avait absence congénitale de l'urètre pénien sans ouverture anormale de la portion existante, Garreau, de Laval (*Revue de Médecine française et étrangère* 1875), et Jacquart font une perforation simple du pénis qu'il est intéressant de citer, quoiqu'il ne s'agit pas d'hypospadias, parce que le procédé employé fut assez original tout au moins dans le premier cas, où il s'agissait d'un enfant de 48 heures qu'on amena à Garreau parce qu'il n'avait pas encore uriné. L'on sentait la vessie pleine au-dessus du pubis et le doigt suivant la face inférieure de la verge rencontrait le canal distendu par l'urine à 6 centimètres environ du gland, à la fin de la partie spongieuse, et contatait que l'urètre était imperméable dans sa moitié antérieure. N'ayant point de trocart explorateur pour faire une ponction d'avant en arrière et n'étant pas sûr de tomber directement dans le canal, Garreau procéda de la façon suivante : il prit une aiguille à coudre longue de 8 centimètres et passa dans le chas un fil à ligature très solide, il fit tendre fortement la verge et glissa son aiguille d'une dépression existant au sommet du gland vers la dilatation urétrale. Avec la main gauche il suivait sous la peau la marche de l'aiguille et la dirigeait de peur que la pointe n'entrât dans les corps caverneux. Quand il fut près de l'urètre, il déprima le scrotum et dans un effort de l'enfant qui dilata le canal, il pénétra dans son intérieur, puis il fit sortir l'aiguille à 1 centimètre au moins de l'extrémité urétrale et attira en dehors un des bouts du fil. Il enroula l'autre bout autour d'un stylet boutonné en argent, il tira doucement et son stylet suivant le fil pénétra immédiatement dans l'urètre, il ne sortit pas une goutte d'urine par la piqûre faite à la peau, le stylet fut maintenu en place pendant 2 heures au bout desquelles il fut retiré et l'enfant urina aussitôt par un jet puissant. Une petite bougie en gomme passa parfaitement et fut introduite chaque jour pendant quelque temps. La guérison fut complète.

Chez un enfant de 3 jours n'ayant pas encore uriné et chez lequel ni la forme, ni la place du méat n'étaient apparentes, Jacquart (*Union médicale* 1875) fit une incision longitudinale dans la direction et à la place habituelle du méat, croyant n'avoir affaire qu'à une imperforation de ce dernier. Comme cette incision ne suffit pas, il plongea dans le gland, dans la direction présumée de l'urètre, un bistouri étroit et très pointu, mais l'urine ne s'écoula toujours pas. Il prit alors un stylet cannelé qu'il courba en forme de sonde et le poussa avec lenteur dans la direction du canal absent et il eut enfin la joie de voir s'écouler par la cannelure de la sonde une grande quantité d'urine. Une bougie à demeure fut introduite et la guérison fut obtenue.

Nous avons cru pouvoir rappeler ces deux cas d'absence congénitale de l'urètre, parce que nous verrons plus loin qu'il peut être remédié à cette absence par la création d'un nouveau canal selon le procédé qui nous occupe.

Dans ces dernières années, Argento, de Palerme, a essayé de rétablir, comme traitement de l'hypospadias, l'urétrogénèse par perforation qu'il employa chez un homme de 28 ans, après un échec par la méthode de Duplay, causé par des érections violentes qui firent sauter les sutures et empêchèrent la réunion des lambeaux. Il introduisit un trocart un peu gros par le sommet du gland, il parcourut le trajet normal du canal en se tenant près de la peau au-dessous des corps caverneux et sortit par l'orifice anormal. Il n'eut à déplorer aucun accident immédiat et il n'y eut ni inflammation, ni suppuration. Une sonde de Nélaton fut laissée à demeure pendant un an, qui n'était retirée que pour la miction. Lorsqu'il fut revu 11 ans après par Argento, l'opéré avait un urètre toujours perméable qu'on sentait tout à fait sous la peau, une sonde n° 14 passait aisément, le jet de l'urine était puissant, bien dirigé, de grosseur suffisante, l'érection facile et le coït régulier. La paroi du canal était formée d'épithélium, mais Argento ne peut dire comment il avait pris naissance.

Nous doutons fort que cette tentative ait chance d'être généralisée. La transformation de la fistule créée en un canal normal par épidermisation de sa paroi est trop longue, quand elle se produit, pour que la méthode soit pratique. Rien du reste ne prouve qu'il puisse se former assez d'épithélium pour recouvrir une longueur de canal aussi grande que celle qui est nécessaire dans les hypospadias pénien et scrotal et si ce revêtement a lieu, sa lenteur à s'étendre et la nécesité du cathétérisme pendant une année sont à décourager le chirurgien et le patient. Nous comprenons qu'une pareille opération ait été exécutée chez des malades déjà opérés par des procédés à lambeaux ayant échoué et chez lesquels il n'y a plus place pour d'autres

tentatives du même genre ; actuellement les procédés de
Van Hook et de Nové-Josserand, indéfiniment répétables
chez le même sujet, ne laissent plus à l'essai d'Argento
d'autre valeur qu'un intérêt historique. Cependant il faut
reconnaître que ce dernier avait pour lui, sur tous les
autres chirurgiens qui ont employé la même méthode,
un avantage considérable, c'était l'absence de ces inflam-
mations terribles et de ces suppurations intarissables qui
gênaient tant les vieux auteurs et causaient tant d'échecs.

Il n'est point prouvé non plus qu'une permanence
durable de la fistule soit assurée et qu'une oblitération ne
se produira pas à un moment donné. Dans les 10 cas opérés
par Guersant, le canal s'était maintenu tant que la sonde
avait pu être mise en usage mais il s'était rétréci dès que le
cathétérisme avait été négligé. L'oblitération peut se pro-
duire tardivement à un moment où la guérison paraît absolument assurée. C'est ainsi que dans le cas de Walther, de
Berlin, cité par Muller, nous voyons qu'un individu avait
été heureusement opéré dans sa jeunesse d'un hypospadias
scrotal, chez lequel l'urine sortait par le gland, le succès dura
10 ans, après quoi l'urine se fraya de nouveau un chemin
à l'ancien endroit où elle sortait et le nouveau canal se
ferma. Beaucoup d'auteurs pensent que cette oblitération,
immédiate ou éloignée, est constante. C'était déjà l'avis de
M. Guyon dans sa thèse d'agrégation, c'est encore celui de
Verneuil lors de la discussion sur le traitement de l'hypospadias à la Société de chirurgie. M. Verneuil considé-
rait comme illusoires les prétendus succès de Dupuytren,
Bégin et autres et il ne pouvait concevoir, au point de vue
physiologique, comment on pouvait établir un canal dans

l'épaisseur des tissus et le maintenir pour toujours perméable.

Pour remédier à ce rétrécissement, dès 1856, Maisonneuve (Acédemie des sciences) cherche « à mettre en « quelque sorte le conduit formé artificiellement dans les « mêmes conditions que le canal normal, en le doublant « d'une membrane qui lui tient lieu de muqueuse », membrane qui n'est autre chose qu'un lambeau des téguments externes, adhérant seulement par son extrémité antérieure près de l'orifice anormal, c'est par cet orifice que le lambeau est introduit et porté jusqu'au delà de l'ouverture contre nature qu'il contribue à oblitérer. Après avoir transpercé le gland, Maisonneuve agrandit le trajet artificiel avec son urétrotome caché puis il disséqua sur la face inférieure de la verge un lambeau étroit de la même longueur que l'urètre néoformé en ayant soin de le laisser adhérant par son extrémité antérieure. Au moyen d'un fil qu'il attacha à l'extrémité libre du lambeau et qu'il passa d'arrière en avant dans le nouveau canal, il renversa ce lambeau, l'attira dans le canal pour en doubler la paroi inférieure et le fixa à l'extrémité du gland par des points de suture. « De « cette manière, le lambeau renversé ferme exactement « l'orifice anormal, il forme un plan cutané qui dirige « l'urine dans le conduit de nouvelle formation, et de plus « constitue, à sa paroi inférieure, une surface épidermi- « que qui en empêchera le rétrécissement ». Malheureusement l'espérance de Maisonneuve ne se réalisa pas, la suppuration s'établit, le lambeau ne prit pas et se sphacéla et le canal s'oblitéra. On remarquera que plus tard Van Hook aura la même idée pour maintenir la lumière du canal et assurer la vitalité du lambeau qui y est employé, tous deux le laissent adhérent à son tissu d'origine par un pédicule chargé de lui apporter sa nourriture. Dans l'intervalle de temps écoulé entre ces deux opérations, la tentative ne fut renouvelée par aucun chirurgien en vue de la formation d'un canal entier, mais depuis 12 ans de nombreux essais ont été faits pour remplacer une portion d'urètre manquante, surtout à la suite d'excisions pour rétrécissement, par des morceaux de tissus pris un peu partout.

Meusel le premier, en 1887, tenta cette greffe sur un enfant qui, étant tombé de très haut à cheval sur la rampe d'un escalier, avait l'urètre complètement broyé sur une longueur de 2 centimètres. Il était impossible de suturer l'urètre, parce qu'on ne pouvait pas reconnaître la muqueuse, on se contenta une première fois d'introduire une sonde à demeure et de laisser la cicatrisation se faire, mais il survint sur une longueur de 2 centimètres et demi un rétrécissement cicatriciel qui nécessita l'urétrectomie après laquelle le rapprochement des extrémités de l'urètre par une suture fut impossible. Meusel disséqua alors le feuillet interne du prépuce et l'incisa sur le gland et en avant à son point de réflexion sur le fourreau, et il mena deux longues incisions parallèles au frein. Le lambeau ainsi formé était long d'environ 5 centimètres et large de 2 centimètres et demi. Il l'attacha par 4 points de suture à l'extrémité périphérique de l'excision urétrale et par 4 autres points à l'extrémité centrale, de telle façon que les deux surfaces cruentées étaient en rapport et que la surface épithéliale du lambeau se trouvait dans la lumière du canal se continuant avec la muqueuse de l'urètre. Mais ce lambeau flottait dans la plaie « comme un rideau » parce qu'il n'avait pas de soutien. Meusel introduisit alors une sonde en gomme sur laquelle le feuillet préputial se fixa, il excisa alors toute la partie superflue du lambeau. Dès le troisième jour on pouvait tirer sur les bords du lambeau, ils paraissaient déjà solidement implantés. Dès le huitième jour, la sonde fut retirée et la guérison s'acheva complètement et se maintint. Au congrès allemand de chirurgie de la même année, Wœlfler, de Graz, propose de tapisser l'urètre avec la muqueuse des joues ou de l'anus. « Ces muqueuses, dit-il, sont plus riches en vaisseaux que le prépuce et ont par conséquent une vitalité plus grande. » Meusel lui objecte que c'est là faire une plaie qu'il faut traiter à son tour, tandis que le prépuce peut être supprimé sans inconvénient et quoique ayant une vitalité moindre, en présente une bien suffisante.

L'année suivante, Wœlfler traite trois malades par la méthode de Meusel. Après l'excision il laisse la plaie devenir granuleuse et vers le 8ᵉ jour il recouvre son fond et ses côtés avec des lambeaux de muqueuse longs de plusieurs centimètres et larges de 2 à 3 et coupés au rasoir sur un utérus prolabé. Ces lambeaux ne furent pas suturés, mais ils furent maintenus en place par une sonde introduite dans la vessie. Trois ou quatre jours après en enlevant le pansement, la surface fut trouvée grisâtre et suppurante, se montrant comme couverte d'un voile fin, mais cinq jours plus tard elle était unie et lisse et ressemblait à une membrane muqueuse. Le premier malade opéré de cette façon fut revu un an après l'opération, n'ayant pas été sondé dans l'intervalle : il urinait avec un jet plein et volumineux. Le second opéré présentait un résultat identique, après 8 mois il passait une sonde n° 20. Quant au troisième il mourut 6 mois après l'opération d'une néphrite double, à l'autopsie on put constater que la continuité de l'urètre était parfaitement rétablie et on ne put déterminer d'une façon certaine le lieu de réunion de la muqueuse greffée et de la muqueuse ancienne. Plus tard Wœlfler eut l'occasion de pratiquer encore cette opération, il employa des lambeaux de muqueuse d'estomac de grenouille, d'œsophage de pigeon et de vessie de rat qui se détachèrent facilement et adhérèrent bien sur l'endroit où ils furent fixés.

Delorme échoua avec un lambeau périnéal mais il s'agissait d'un malade qui avait eu des abcès urineux répétés et qui portait des fistules périnéales multiples. L'urine mouilla la plaie et le lambeau se sphacéla. Kayes dans un cas analogue greffa un morceau de prépuce qui prit bien, la guérison fut complète en 5 semaines et l'urètre laissait facilement passer une sonde n° 21. John Bryson, de Saint-Louis, à la fin de 1891 fit de même pour une excision d'une longueur de 4 centimètres, la guérison fut achevée en 13 jours, il revit son malade en 1894 et en décembre 1895 le patient ne présentait aucun trouble du côté de son urètre et émettait un jet d'urine normal. Fenwick, en 1896, à l'hôpital de Christchurch, de la Nouvelle-Zélande, disséqua une portion d'urètre de mouton et la fixa sur une sonde, il l'introduisit dans l'urètre de son malade jusqu'à l'endroit où l'excision avait été pratiquée, et il la réunit par quelques points de suture avec les tissus environnants et avec les deux extrémités du canal. Une sonde à demeure fut introduite dans la vessie par une boutonnière périnéale, et la plaie de la verge fut immédiatement suturée, et guérit bien. L'urètre de mouton paraissait solidement établi dans sa nouvelle position, la continuité du canal était parfaite et l'urine passait naturellement.

Nous avons tenu à citer, bien que ce soit un peu long, tous ces cas de greffes muqueuses après urétrectomie, quoiqu'ils s'éloignent un peu de notre sujet, parce qu'ils nous serviront plus tard d'excellents arguments pour répondre aux doutes émis sur la prise des greffes de Thiersch dans le procédé de Nové-Josserand.

MANUEL OPÉRATOIRE

Comme dans toutes les opérations proposées jusqu'à ce jour pour la cure de l'hypospadias, il est nécessaire de procéder, préalablement à tout essai de reconstitution du canal urétral manquant, au redressement du pénis lorsqu'il est maintenu incurvé par une bride péno-scrotale. Le sectionnement transversal de cette bride, la suture des deux bords de la plaie faite de telle sorte qu'on transforme une section transversale en une section longitudinale est le procédé unanimement employé, il est complètement inutile de le décrire de nouveau. Cependant il est bon de faire remarquer dès maintenant qu'il n'est point nécessaire, comme dans les autres méthodes qui emploient la peau du pénis pour la reconstitution de l'urètre, de procéder à ce redressement de la verge un certain temps, quelquefois plusieurs mois avant l'opération de l'hypospadias lui-même. Avec la méthode de M. Nové-Josserand tout peut être terminé dans la même séance.

Le manuel opératoire sera décrit d'après l'opération de M. Tuffier en indiquant les différences qui le séparent du manuel opératoire de M. Nové-Josserand.

I. *Création du canal.* — On tend le pénis en haut au moyen de deux pinces fixées latéralement sur le gland et on commence l'opération par le sommet du gland. On part pour former le canal de la fossette qui représente le méat normal absent. Il est nécessaire pour ce temps d'avoir un bistouri à lame étroite et à collet suffisamment long pour que la lame puisse créer tout le tunnel sans être arrêtée dans sa marche par le manche de l'instrument butant contre le gland. On dirige le bistouri vers le méat hypospade de telle façon que son dos soit sous la peau et son tranchant dans la gouttière caverneuse. Il serait facile, à la rigueur, d'assurer la direction du bistouri avec le doigt s'il tendait à s'écarter de la ligne médiane, car son dos est nettement senti et si aisément saisissable qu'on le peut maintenir constamment dans l'axe antéro-postérieur du pénis. L'instrument sectionne ainsi tout ce qui se trouve entre la peau et la gouttière sous-caverneuse et on fait ressortir sa pointe au niveau du méat hypospade. Si le corps spongieux est à peu près normal, on l'a ainsi traversé en son milieu ; si, ce qui est beaucoup plus fréquent chez les hypospades péniens et scrotaux, il n'est représenté que par deux languettes latérales on a ainsi passé entre et assez près d'elles pour les utiliser autant qu'il est possible dans ce procédé.

M. Nové-Josserand, lors de ses deux opérations, commença la création du canal à partir du méat hypospade. Il fit aussitôt en avant de ce méat, une incision transversale de 2 centimètres qui intéressa la peau et le tissu cellulaire sous-cutané. Par cette incision il fit passer un instrument mousse assez volumineux qui fut dans le premier cas une sonde cannelée et dans le second un dilatateur de Tripier, mais qui peut aussi bien être un autre instrument tel qu'une spatule ou des ciseaux fermés. La sonde cannelée chemina dans le tissu cellulaire sous-cutané, décollant la peau du fascia pénis jusqu'à la base du gland. On fit alors dans le sillon balanique, au point où l'on sentait l'extrémité antérieure de la sonde, une nouvelle incision transversale par laquelle sortit l'instrument. Le gland fut perforé avec un gros trocart, mais dans la première intervention de M. Josserand l'orifice fut insuffisant et on dut inciser le gland sur sa face inférieure.

Le procédé de M. Tuffier présente cet avantage qu'il procède à la constitution du canal en un seul temps et avec un seul instrument et qu'il ne nécessite point deux incisions transversales, l'une avant l'ouverture hypospade, l'autre dans le sillon balanique, deux instruments, l'un pour le corps du pénis, l'autre pour le gland, deux reconstructions, l'une balanique, l'autre pénienne. Un autre inconvénient du procédé de M. Josserand est qu'il y a lieu de raccorder non seulement l'urètre néoformé à l'urètre préexistant, mais encore l'urètre balanique à l'extrémité antérieure du nouvel urètre pénien, reconstructions et raccordements qui nécessitèrent trois interventions sur l'opéré de Lyon. Enfin on a, dans un cas, un tunnel bien nettement sectionné, tandis que dans l'autre on a une dilacération forcément irrégulière, ce qui a son importance pour la coaptation exacte de la greffe avec les tissus environnants.

II. *La greffe épidermique.* — On découpe une longue lanière dermo-épidermique selon la méthode d'Ollier-Tiersch sur une partie glabre du corps, à la face externe de la cuisse (Nové-Josserand) ou de préférence à la partie externe du bras. S'il était impossible de trouver sur le patient une surface suffisamment glabre, il serait nécessaire de détruire tous les poils follets qui se trouvent sur la surface destinée à fournir le lambeau, soit par la galvanopuncture comme le fit Langenbuch, soit par des applications préalables de pommades au sulfure d'arsenic. Nous verrons plus tard la nécessité de cette précaution qui n'est pas, comme on serait tenté de le croire, un détail insignifiant. Le lambeau doit avoir une longueur supérieure d'environ 3 centimètres à la longueur du canal néoformé, de façon à dépasser les deux extrémités de ce canal lorsqu'il est introduit dans son intérieur, la largeur doit être de 2 centimètres environ. On prend alors une bougie ou une sonde en gomme (M. Nové-Josserand se servit dans sa première intervention d'une sonde n° 16 et dans sa seconde d'une sonde n° 22 ; M. Tuffier employa une bougie n° 18) et on lubrifie sa paroi avec de l'huile aseptique avant d'y fixer ce lambeau. Sans cette pratique on s'expose à avoir des adhérences de l'épiderme à la sonde et en retirant cette dernière on enlève en même temps de petites plaques épidermiques, d'où formation de cicatrices, et on exerce des tiraillements sur la greffe qui peut être décollée, d'où douleur et prédisposition aux hémorragies.

On étale alors le lambeau sur la bougie, la face épidermique en dedans, la face cruentée en dehors, et on réunit les deux bords de ce lambeau par une suture au surjet assez serrée de façon à bien tendre la greffe et à l'empêcher de se froncer. C'est là un temps assez difficile de l'opération, par suite de la lubrification de la sonde, la greffe glisse et s'échappe et la suture de ses bords devient laborieuse. On peut la faciliter en maintenant le lambeau sur la sonde par des fils placés circulairement de distance en distance qu'on retirera après achèvement du surjet. Cela fait, on lie très fortement sur la bougie l'extrémité du lambeau qui se trouve du côté de l'olive, cette ligature n'a d'autre but que d'empêcher le manchon épidermique de glisser pendant l'introduction dans le tunnel pénien. Il est complètement inutile de lier l'autre extrémité.

Pendant tout le temps de cette fixation de la greffe, un aide doit assez souvent la mouiller avec du sérum artificiel de Hayem, ce qui a pour but de prévenir d'abord le dessèchement et surtout de maintenir le lambeau dans les meilleures conditions de vitalité en le rapprochant autant que faire se peut de son milieu physiologique.

III. *Introduction de la soude.* — La sonde ainsi recouverte d'un manchon épidermique, il s'agit de l'introduire dans le tunnel pénien. Pour cela, lorsque l'hémorragie inévitable après la création du canal a été arrêtée par la compression, on présente l'extrémité de la bougie au niveau du gland et on la pousse lentement jusqu'à ce qu'elle ressorte par le méat hypospade. Lorsque l'extrémité du manchon épidermique se trouve en rapport avec l'orifice anormal, on arrête la sonde et on coupe tout ce qui dépasse par le méat. On fixe l'autre extrémité du fourreau de peau, celle qui se trouve au niveau du gland, aux bords du nouveau méat par des points de sutures séparés. On introduit alors une sonde à demeure dans la vessie par l'orifice hypospade et on fait un pansement antiseptique et légèrement compressif.

L'opération est alors terminée, elle n'a demandé qu'un temps assez court dont la majeure partie est prise par la fixation de la greffe sur la sonde ; la création du tunnel sous-pénien, l'introduction de la sonde, la suture de la greffe autour du gland se font très rapidement, comme il est facile de le concevoir. En 12 minutes tout peut être fini.

Au bout de quelques jours, on détache le fil qui lie la greffe sur la sonde à son extrémité périnéale, et on retire cette dernière en procédant doucement, de façon à ne pas déranger la greffe au cas où elle n'adhérerait pas encore en tous ses points, la précaution que l'on a prise de lubrifier la paroi facilite le glissement. M. Tuffier la retira dès le 3e jour sans incidents, tandis que M. Josserand le fit le 8e dans sa 1re intervention et le 10e dans sa seconde, en même temps que la bougie vinrent de petites lamelles épidermiques qui s'y étaient attachées. (Dans le cas de M. Berger, la sonde se retira elle-même le 12e jour après l'opération.)

Il reste alors à fermer l'ouverture hypospade. On peut le faire de deux façons : soit en avivant et suturant les bords selon le procédé de Duplay, soit en imitant la manière de M. Josserand. Celui-ci, après avoir introduit une bougie dans la vessie, fit autour de cette ouverture une incision elliptique distante d'environ 5 millimètres, il disséqua les deux lèvres de cette incision et il retourna les feuillets internes comme deux volets au-dessus du méat anormal et il les sutura par des points intradermiques, de façon à éviter la pénétration dans le canal. Pour recouvrir la surface cruentée de ces feuillets, il attira par-dessus eux les lèvres externes de l'incision qu'il réunit par quelques points de sutures. On remarquera que dans le procédé de M. Tuffier le nouvel urètre se continue directement avec l'ancien et qu'il n'y a pas par conséquent à faire entre eux un abouchement comme dans la plupart des procédés à lambeaux.

SOINS CONSÉCUTIFS ET RÉSULTATS FONCTIONNELS

Dans les cas récents que nous connaissons d'urétrogénèse par perforation, ceux d'Argento, de Van Hook, de Nové-Josserand, de M. Tuffier, l'organe supporta bien le traumatisme, il n'y eut ni hémorragie abondante, ni inflammation consécutive et l'opération ne fut suivie d'aucune réaction. Il est nécessaire comme dans toutes les interventions sur le pénis, de changer après 24 heures le pansement à cause de la facilité de l'infection.

Les cathétérismes. — Lorsque la sonde a été retirée, il faut pendant 3 ou 4 jours laisser reposer le canal avant de procéder aux cathétérismes et ne les commencer qu'avec beaucoup de prudence. On doit employer d'abord une sonde molle d'un calibre égal à celle qui a servi de support à la greffe et avoir soin de ne pas forcer de façon à n'excorier, ni à exciter la paroi nouvelle de l'urètre. L'emploi de sondes trop dures et trop grosses, l'usage de cathétérismes trop énergiques et trop précoces a eu pour effet dans le premier cas de M. Nové-Josserand de causer une rétraction assez grande qui ne se produisit avec autant de rapidité, ni avec autant d'intensité, dans son second cas et dans celui de M. Tuffier. Cette rétraction n'est que momentanée ; dès qu'elle a cessé, il est sans danger de se servir de sondes un peu plus volumineuses que le calibre du canal. Dès lors le cathétérisme n'a plus besoin d'être pratiqué quotidiennement, on peut l'espacer sans toutefois le supprimer complètement. Il n'a pas tant alors pour but d'agrandir la lumière du canal qui reste à peu près fixe ou de maintenir son calibre qui n'a plus désormais aucune tendance à diminuer que d'assouplir la greffe par une sorte de massage de la paroi urétrale, de la rendre moins résistante et plus élastique et de favoriser, par conséquent, dans la suite, son bon fonctionnement physiologique. C'est du moins la conclusion que nous croyons pouvoir tirer de l'étude à laquelle nous nous sommes livré du malade de M. Tuffier et c'est pourquoi nous pensons que l'opéré a tout intérêt à continuer le cathétérisme aussi longtemps que faire se pourra.

La douleur et les hémorragies. — Après la première intervention de M. Nové-Josserand, les cathétérismes trop énergiques et trop prématurés furent douloureux et causèrent quelques petits suintements hémorragiques. On peut les expliquer de deux façons : l'une par cela qu'en retirant la sonde porte-greffe, de petites excoriations se produisirent par suite d'adhérences de l'épiderme, l'autre par cela que la violence exercée par le passage d'une sonde trop volumineuse détermina en certains points des décollements partiels. Par suite des précautions prises dans les opérations ultérieures, on n'eut à signaler ni douleurs, ni hémorragies. C'est le moment de rappeler la nécessité sur laquelle nous avons appelé l'attention d'épiler la sur-

face du rectangle de peau destiné à fournir la paroi urétrale. Cette nécessité existe dans tous les procédés à
lambeaux velus comme ceux pris sur le scrotum. Bidder
après sa première opération faite sur un enfant se deman-
dait déjà ce qu'il adviendrait à la puberté du développe-
ment des follicules pileux; Van Hook se pose la même
question et il pense que les poils sortiraient par le méat;
ce ne serait pas là un inconvénient bien grave, il réside
en réalité dans ce fait que les poils follets prennent après
leur inclusion dans le canal de l'urètre une vigueur inat-
tendue, probablement sous l'influence de la chaleur douce
à laquelle ils sont soumis. M. Nové-Josserand le constata
lorsqu'il dut racler la greffe pour recommencer l'opération,
les poils follets avaient atteint des dimensions bien supé-
rieures à celles qu'ils avaient avant leur inclusion intra-
pénienne, ils avaient perdu tous leurs caractères pour pren-
dre ceux d'un véritable poil. Il arrive alors qu'ils jouent
dans le canal le rôle d'un corps étranger autour desquels
se déposent les sels de l'urine et ils deviennent par cela
même autant de noyaux pour autant de calculs qui, en
éraillant la paroi, causeront de la douleur et provoqueront
des urétrorragies.

La miction. — Lorsqu'on sondait l'opéré de M. Tuffier,
on n'avait à aucun moment la sensation de ressaut pouvant
permettre de penser à un rétrécissement; l'opéré de M. Nové-
Josserand en présentait un léger au niveau du point
d'abouchement de l'ancien et du nouveau canal, mais trop
faible pour être une gêne à la miction. Celle-ci, dans les
deux cas, était des meilleures, le jet était plein, puissant,
cylindrique, ni bifide, ni en tire-bouchon, c'est là assuré-

ment un résultat très satisfaisant, mais pour être impartial nous sommes obligés de convenir qu'il n'est point particulier à ce procédé. En effet pour l'émission de l'urine, l'urètre n'a qu'un rôle tout à fait passif, il sert de conducteur et n'a pas d'autre fonction : pourvu alors qu'il n'existe pas d'obstacle qui amoindrisse sa force de projection, obstacle causé soit par une diminution de calibre en un point quelconque, soit par une rigidité trop grande de la paroi, le jet doit être puissant et régulier et nous avons vu que dans le canal de nos sujets, le rétrécissement n'existe pas et que la souplesse de la paroi s'acquiert.

L'érection. — Il aurait été superflu de connaître comment se fera ultérieurement l'éjaculation car là encore l'urètre ne joue qu'un rôle absolument passif, mais il est beaucoup plus intéressant de savoir ce qu'était l'érection. Chez nos deux malades qui en avaient de fréquentes, elles n'étaient pas douloureuses et, pendant qu'elles avaient lieu, il n'y avait pas production d'une courbure de la verge. On peut en conclure que la greffe devient assez élastique pour se laisser suffisamment distendre, de manière à satisfaire à l'allongement de l'organe pendant la turgescence. On doit cependant se souvenir que presque toujours chez les hypospades, les corps caverneux sont enveloppés d'une gangue fibreuse plus épaisse que normalement, il en résulte une circonstance des plus favorables, puisque leur augmentation de volume s'en trouve réduite lors du regorgement sanguin et par suite l'allongement de tout le pénis. Cette facilité de la greffe à se laisser distendre n'a rien qui doive nous surprendre, puisque nous savons que le même phénomène se produit lorsqu'on emploie le procédé de Thiersch pour recouvrir des plaies situées sur des parties du corps soumises à des extensions répétées, telles que les plis articulaires, le coude ou le genou. S'il n'en était pas ainsi, nous verrions forcément pendant l'érection le nouvel urètre sous-tendre le pénis comme une corde un arc, il en résulterait de la douleur, peut-être des décollements de la paroi et par suite des urétrorragies.

DISCUSSIONS

Quelques critiques ont été émises contre le procédé
que nous étudions aujourd'hui, nous essaierons de les
réfuter brièvement.

L'emploi du corps spongieux. — L'une de celles qui a
été développée le plus longuement consiste à dire qu'avec
une pareille opération on n'utilise point les vestiges du
corps spongieux. Déjà dès 1861, Bouisson, tentant sa
première urétroplastie, fait remarquer que très souvent
chez les hypospades péniens et scrotaux on rencontre des
traces de la paroi supérieure et latérale de l'urètre. « Deux
« saillies qui sont les portions restantes de chaque moitié
« de la face inférieure de l'urètre bordent à droite et à
« gauche le sillon lisse et luisant qui représente la face
« supérieure. Il en résulte une gouttière en général à
« peine marquée, mais qui dans l'érection devient plus
« sensible à cause de la texture spongieuse des tissus qui
« la constituent. Cette disposition a son importance car,
« lorsqu'on constate son existence, le chirurgien doit se
« préoccuper de conserver les traces du tissu caverneux
« qui contribuent au bon fonctionnement du nouveau

« canal ». Sur un chien présentant un hypospadias périnéo-scrotal, MM. Retterer et Roger (*Journal de l'Anat. et de la Physiol.*, 1889), constatent la même disposition, « il « existait une gouttière urétro-périnéale bordée de chaque « côté par une saillie de tissu érectile spongieux, se con- « tinuant sur la ligne médiane et dans le fond de la rai- « nure avec celle de l'autre côté ». MM. Retterer et Roger en tirent cette conclusion que « tout se borne par consé- quent, non pas à l'absence du corps spongieux de l'urètre ou au vestige de ce dernier puisque la gouttière urétro-périnéale et les bandes érectiles qui la limitent possèdent la structure des corps spongieux, mais au manque complet de la paroi inférieure du canal de l'urètre dans sa portion spongieuse » et ces deux auteurs ajoutent que pour remé-dier à cette malformation il eût suffi de créer cette paroi inférieure de l'urètre. C'est cette création que font tous les procédés à lambeaux, que ce soient des lambeaux péniens ou des lambeaux scrotaux ; l'urètre est représenté par un ∩, ils ferment son ouverture et profitent ainsi de la portion existante de la paroi urétrale.

Le procédé de M. Nové-Josserand, a-t-on dit (*Société des sciences médicales de Lyon*), n'utilise point ces vestiges spongieux, et il présente par suite sur toutes les autres méthodes une infériorité marquée au point de vue du bon fonctionnement physiologique du canal néocréé. C'est là une critique à laquelle il est aisé, nous semble-t-il, de répondre. Au lieu de faire le canal dans la gouttière pré-existante, on le fait au-dessus de cette gouttière, on refoule par cela même sa paroi supérieure, on retourne par suite l'∩ en un ∪ et dès lors ce qui préexistait de l'urètre ne sert pas à former le plafond mais le plancher du nouveau canal.

La prise des greffes. — On a émis également un doute sur la prise des greffes et on s'est demandé si cette prise se produirait toujours ; elle a eu lieu très rapidement et très facilement dans les trois opérations pratiquées jusqu'à ce jour selon cette méthode, et les conditions pour cette adhérence du transplant se présentent d'une façon favorable, car nous savons que les greffes d'Ollier-Thiersch prennent surtout bien sur des plaies fraîches, nettement cruentées, non encore granuleuses. L'érection dans les trois cas n'a eu aucun inconvénient, mais quand bien même elle empêcherait, dans quelques nouveaux essais analogues, la prise des greffes, cela ne prouverait rien contre la méthode, car il est facile de concevoir que le canal créé de cette façon supporte, pendant la turgescence du pénis, un tiraillement bien moindre à celui que supportent les lambeaux, principalement dans le procédé de M. Duplay. Enfin toutes les opérations qui ont consisté à transplanter des morceaux de tissus quelconques après urétrectomie et que nous avons rapportées plus haut, sont bien faites pour nous servir d'excellents arguments contre cette critique ; on ne concevrait point que des lambeaux de prépuce complètement libérés de tout pédicule, que des muqueuses des joues ou de l'utérus, d'œsophage de pigeon, d'estomac de grenouille, de vessie de rat, que des urètres de mouton aient pu presque toujours donner les résultats les plus encourageants au sujet de leur prise immédiate et de leur vitalité ultérieure et qu'un lambeau de peau humaine ne puisse arriver au même résultat. Nous avons vu que

Van Hook, pour assurer la prise et maintenir la vitalité de la nouvelle paroi de l'urètre, se servit d'un lambeau de prépuce laissé adhérent par un pédicule à son tissu d'origine. Nous ne savons point quel a été le résultat éloigné de son opération, il a pu être aussi satisfaisant, il n'a pas pu être meilleur que celui atteint chez nos deux opérés. C'est pourquoi nous pensons que son procédé ne présente pas d'avantage sur le procédé de M. Nové-Josserand, parce qu'il est plus compliqué sans être plus sûr.

La rétraction. — Cette objection a eu sa raison d'être après la première intervention de M. Nové-Josserand, lorsqu'on dut racler la paroi du canal pour renouveler la tentative, elle ne se justifie plus maintenant que nous savons que cette rétraction est limitée dans son étendue et dans sa durée. Il suffit, pour éviter ses inconvénients, de faire le canal d'emblée plus grand que celui qu'on veut obtenir après que la rétraction aura cessé : celle-ci, du reste, n'est jamais considérable. Van Hook, avec son procédé, la fixe à 1/3 en circonférence et en longueur, tandis que dans le procédé de M. Josserand elle fut de 2 et 3 numéros de la filière Charrière. Enfin, un fait important est qu'il ne paraît pas y avoir de rétraction éloignée du calibre du canal. M. Josserand revit son opéré en avril 1898 et son canal s'était maintenu, et depuis 8 mois l'opéré de M. Tuffier se cathétérise toujours avec la même sonde.

Comparaison générale avec les autres procédés. — Ce procédé présente cet avantage sur tous ceux qui, depuis 30 ans, ont été proposés pour la cure de l'hypospadias, qu'il n'emploie ni lambeaux, ni sutures. « En supprimant, dit M. Nové-Josserand, les lambeaux soumis au sphacèle, les sutures qui se désunissent et dont les fils coupent, on évite presque à coup sûr toutes les causes d'insuccès ». En supprimant les sutures, on évite de plus ces nombreuses petites fistules qui subsistent si souvent à la place des fils, qui sont quelquefois aussi nombreuses que les fils eux-mêmes et qu'il faut traiter à leur tour.

Lorsqu'il se produit du sphacèle des lambeaux, il arrive souvent qu'on ne peut plus recommencer l'opération par la même méthode, on est alors forcé ou de faire l'urétrogénèse par perforation comme Argento, ou d'aller au loin chercher des lambeaux sur le pubis comme Moutet, ou sur la région fémoro-abdominale comme Laurent, de Bruxelles, ou encore d'abandonner le malade avec son infirmité. Dans le procédé de M. Nové-Josserand, au contraire, la tentative peut être, après échec, indéfiniment renouvelée chez le même sujet « puisqu'elle a l'avantage de ne laisser après elle aucune cicatrice cutanée, capable de gêner une tentative ultérieure ; au contraire, avec la greffe on a toujours, en abondance et de bonne qualité, l'étoffe nécessaire pour recommencer l'opération ». Ce procédé ouvre donc aux hypospades déjà opérés au moyen de lambeaux ayant échoué un avenir tout nouveau.

Il est encore très rapidement exécutable, il peut être fait en un seul temps, car il est également applicable, au contraire de tous les autres procédés, à la reconstitution du canal balanique et du canal pénien et il offre une sûreté plus grande en ce sens que les deux canaux de nouvelle et d'ancienne formation se continuent directement et n'ont pas besoin d'être raccordés par une intervention complémentaire. Il est enfin, de tous le plus facile à exécuter, ne demandant un outillage spécial, ni une habileté de main particulière, ni une connaissance approfondie de sa technique et c'est là, en sa faveur, un avantage des plus considérables, en chirurgie les procédés les plus simples étant toujours les plus sûrs.

OBSERVATION DE M. TUFFIER

(Inédite, communiquée par M. TUFFIER).

Ep..., 21 ans. Hypospadias péno-scrotal. Le pénis et le gland sont bien conformés quoique d'un volume plus petit qu'à l'état normal. Une légère fossette existe sur le sommet du gland à l'endroit où devrait se trouver le méat. L'urètre s'ouvre dans l'angle péno-scrotal, il n'y a pas d'incurvation de la verge ; les testicules sont bien constitués.

Opération le 8 août. — Anesthésie par l'éther. Asepsie de la région. La verge est tendue au moyen de 2 petites pinces à griffes fixées de chaque côté du gland, un bistouri très long et très étroit mesurant 1 centimètre de largeur est enfoncé en plein milieu du gland, au centre de la fossette qui représente la trace du méat et parallèlement à l'axe longitudinal de la verge se dirigeant vers l'orifice hypospadien. Je fais sortir sa pointe immédiatement au niveau du méat scrotal, je crée ainsi un long tunnel suivant à peu près la cloison des corps caverneux. Son orifice d'entrée est au milieu du gland, son orifice de sortie est à l'angle péno-scrotal dans l'orifice hypospadien. Son trajet est au-dessous de l'axe de la verge. Le bistouri retiré, l'écoulement sanguin est arrêté par simple pression du pénis dans les doigts d'un aide. Je taille à la face interne glabre du bras gauche un lambeau dermo-épidermique de 9 à 10 centimètres de long et de 2 à 2 centimètres et demi de large, ce lambeau est étalé sur une bougie n° 18 de telle sorte que son épiderme réponde à la surface de la bougie très légèrement et aseptiquement huilée en cette seule région où est étalé l'épiderme, sa surface cruentée étant en dehors. Je fais avec un fin catgut n° 0 un surjet pour réunir en manchon les deux bords du lambeau, puis je lie avec un catgut n° o les deux extrémités du manchon épidermique sur la sonde. J'ai ainsi une bougie n° 18 munie en son milieu d'un manchon épidermique complet de 8 centimètres de long, bien fixé sur cette sonde. Pendant ce temps l'hémorragie du tunnel pénien s'est arrêtée, mon aide abandonne la compression. J'introduis par l'orifice du tunnel au niveau du gland la bougie en question et elle sort au niveau de l'orifice scrotal, lorsque tout le tunnel pénien est en rapport avec toute la longueur du manchon épidermique, je laisse les choses en place, je coupe la partie de la bougie qui dépasse, puis je délie l'extrémité antérieure du manchon dont je suture le bord circulaire au méat au niveau de la plaie du gland, c'est-à-dire au bord de la fossette qui représentait la trace du méat.

Pansement aseptique et légèrement compressif. Sonde à demeure placée par l'orifice hypospadien et pénétrant dans la vessie. A la fin de l'opération, le malade a donc une bougie munie d'un manchon épidermique dans le tunnel qui vient d'être fait, une sonde dans l'ancien canal, sonde et bougie sortant par le périnée au niveau de l'orifice hypospadien.

Le pansement est changé après 24 heures. Au 3e jour la bougie est enlevée avec précaution, pour cela le fil qui tenait encore le manchon lié sur cette bougie du côté périnéal est coupé, la bougie est retirée par le méat facilement, puis un pansement aseptique et compressif est placé pendant trois nouveaux jours. La sonde à demeure est supprimée, le malade urine par l'orifice scrotal, le méat est bien net, il n'y a pas d'écoulement liquide par le canal et le malade urine toujours par le scrotum. La dilatation est poursuivie chaque jour jusqu'à ce que le n° 19 passe facilement, le cathétérisme n'est plus pratiqué qu'une fois par semaine et le canal laisse actuellement passer très facilement un n° 16.

La fermeture de l'ouverture hypospade nécessita deux interventions faites toutes deux par avivement et sutures, la première ayant échoué et après la seconde intervention il subsista une petite fistule à la place d'un point de suture qui guérit facilement par avivement.

Actuellement (15 mars) le pénis et le gland n'offrent aucune trace de l'opération qui a été effectuée, le méat est bien constitué et nettement limité par deux lèvres qui entr'ouvertes laissent apercevoir la paroi du canal de couleur blanc rosé. La sonde introduite dans le canal ne donne à aucun moment la sensation de ressaut pouvant laisser supposer un rétrécissement. Le jet de l'urine est plein et puissant, le cathétérisme n'est pas douloureux ; les érections sont bien supportées. Le malade est des plus satisfait des résultats de son opération.

Observation de M. NOVÉ-JOSSERAND

(In *Thèse* de Recaz. Lyon, juillet 1897, et in *Revue de Chirurgie*, 1898).

X..., âgé de 21 ans. Hypospadias péno-scrotal. L'orifice de l'urètre s'ouvre au fond d'un infundibulum, qui vient s'aboucher dans l'angle péno-scrotal. En écartant les lèvres de l'entonnoir, on aperçoit le méat qui a la forme d'une fente antéro-postérieure et qui est surmonté en avant par un petit tubercule muqueux. La verge est assez bien développée, ainsi que le gland. Elle présente une inflexion en bas assez considérable qui s'exagère pendant l'érection. Sur sa face inférieure, la place de l'urètre est occupée par une gouttière largement déprimée recouverte d'une peau absolument normale. Rien à signaler du côté des bourses, les testicules sont bien descendus, ils sont petits. Au point de vue fonctionnel, la miction se fait assez bien, mais le malade se mouille ; au point de vue sexuel, il a des érections normales. Dans son ensemble il a l'air masculin, il n'a pourtant pas de barbe.

Première intervention. — Elle consiste : 1° à libérer la verge ; 2° à refaire un canal balanique.

1° Pour libérer la verge, on fait dans sa partie moyenne une incision transversale, longue d'environ 3 centimètres, intéressant la peau du tissu cellulaire sous-cutané et l'enveloppe fibreuse des corps caverneux. L'hémostase fut difficile à obtenir, on dut faire des points de suture en surface avec de la soie pour fermer les corps caverneux. Puis la peau fut réunie dans le sens longitudinal et la verge maintenue redressée;

2° Dans ce même temps on reconstitua la partie balanique du canal. Une profonde incision faite à la face inférieure du gland permit d'y placer un bout de sonde, par dessus lequel on fit la réunion, en se servant de plaques de plomb suivant le procédé de Duplay. La guérison se fit sans incidents, mais le malade négligea de cathétériser son canal balanique qui se referma rapidement.

Deuxième intervention. — Après avoir attendu environ trois semaines jusqu'à ce que le redressement de la verge parût définitif on chercha à refaire un canal pénien suivant la méthode de Duplay.

Celle-ci fut suivie d'une façon rigoureusement exacte dans tous ses détails. Aucun incident opératoire.

Vers le septième ou huitième jour le malade se plaignant de souffrir beaucoup, on enleva le pansement. Les sutures paraissaient avoir tenu, il n'y avait aucune trace d'inflammation et on attribua les symptômes présentés à de la grippe, les bords du lambeau seuls étaient un peu tuméfiés et œdémateux.

Le lendemain on vit que toutes les sutures avaient lâché, les lambeaux étaient revenus de l'un et l'autre côté, il ne persistait pas une seule portion du canal néoformé.

Troisième intervention. — En raison de cet insuccès on renonça au procédé de Duplay et on pratiqua l'opération suivante: incision transversale de 2 centimètres faite aussitôt en avant du méat et ouvrant le tissu cellulaire sous-cutané. Un instrument mousse, introduit par cette incision décolle les tissus et en se dirigeant d'arrière en avant, crée un conduit sous-cutané jusqu'à la base du gland. Celui-ci fut perforé avec un gros trocart, mais cet orifice n'étant pas suffisant, on dut l'inciser sur sa face inférieure. On prit alors sur la cuisse un lambeau dermo-épidermique taillé suivant la méthode d'Ollier, on l'enroula sur une sonde n° 16 de telle sorte que sa surface cruentée était dirigée en dehors, sa surface cutanée reposant directement sur la sonde. Puis on introduisit la sonde ainsi chargée dans le canal sous-cutané et on la maintint fixée par un pansement convenable.

Le 8° jour la sonde fut retirée, la greffe avait pris et on commença de suite à faire des cathétérismes quotidiens. Petit à petit, malgré eux, le canal se rétrécit dès les premiers jours, la sonde passait avec peine et détermina quelques hémorragies ; au bout d'environ trois semaines le canal admettait une sonde calibre n° 12 et la rétraction parut avoir cessé. Mais comme ce calibre n'était pas suffisant pour l'urètre définitif on décida de recommencer en faisant d'emblée un canal beaucoup plus grand.

Quatrième intervention. — A l'aide d'une curette on enlève tout le revêtement interne du nouveau canal qui paraît bien être formé d'une véritable peau. Puis avec le dilatateur de Tripier on crée un nouveau canal beaucoup plus grand, dans lequel on introduit, comme la première fois, une sonde en gomme n° 22, chargée d'une greffe d'Ollier disposée comme cela est précédemment décrit. Le tout fut laissé en place 10 jours. On retira alors la sonde et on vit que la greffe avait pris. Mais profitant de l'expérience acquise on ne commença pas de suite le cathétérisme, ce fut seulement au bout de 2 ou 3 jours qu'on permit au malade de passer une sonde molle n° 21. Cette fois il n'y eut ni hémorragie, ni douleurs et 3 semaines après l'intervention, le canal admettait encore la sonde n° 21 aussi bien que le premier jour.

Ceci laisse à supposer que la rétraction était due dans le cas précédent à ce que des cathétérismes trop hâtifs et faits avec des sondes dures avaient dû enlever de la greffe par place et causer de la rétraction. On se décida alors à terminer la cure de l'hypospadias.

Cinquième intervention. — Il fallut d'abord aboucher ensemble les deux canaux. Pour cela, après avoir enlevé les petits bourgeons qui recouvraient le méat, on introduisit une sonde, puis on procéda de la façon suivante : la large fistule urinaire étant

circonscrite par une incision ovalaire passant à environ 5 millimètres de ses bords, la lèvre interne de l'incision fut disséquée
et rabattue sur la sonde. Puis on sutura entre elles ces lèvres par
une suture intradermique au catgut, fermant ainsi le canal sans
qu'aucun point de suture ne pénètre à son intérieur, puis on
réunit entre elles longitudinalement les lèvres externes de l'incision avec des fils métalliques. On dut dans ce même temps refaire
l'extrémité balanique du canal. Le gland étant incisé profondé-
ment sur sa face inférieure on plaça la sonde dans cette gouttière,
puis on libéra par deux petites incisions latérales deux petits
lambeaux qui furent rabattus en bas sur la sonde. On maintint
le tout par un fil métallique fixé au moyen de plaques de plomb.
Avant de fermer le gland on tapissa toute sa surface cruentée
au moyen d'une greffe dermo-épidermique taillée sur la cuisse.

On aviva également les bords de la petite fistule qui persistait entre la base du gland ainsi reconstitué et l'extrémité antérieure du canal nouvellement créé et on en réunit les bords par
un fil métallique fixé aussi à l'aide de plomb.

Cette dernière intervention eut un résultat moins heureux que
la précédente. Le malade fut pris de symptômes ressemblant à de
la grippe, il eut pendant 2 à 3 jours une courbe de température
assez élevée, la reconstruction de l'urètre balanique manqua complètement.

Une sixième intervention fut nécessaire qui enfin réussit, on en
profita pour fermer une petite fistule que le malade présentait au
niveau de la soudure de son urètre pénien avec son ancien canal.

Ces différentes interventions avaient demandé un espace de 6
mois, d'avril à novembre 1897. M. Nové-Josserand revit son
opéré en avril 1898, le succès s'était maintenu. L'urètre nouveau
se montrait tapissé d'un véritable revêtement cutané grisâtre,
dont la souplesse et l'élasticité pendant la miction et l'érection
ne laissaient rien à désirer. Il était toujours perméable à une
sonde n° 19 et le cathétérisme ne montrait aucune autre particu-
larité qu'un léger ressaut au niveau du point où a été fait l'abouchement des deux urètres.

CONCLUSIONS

I. — Par la facilité de l'opération, par la rapidité de l'exécution, par la sûreté des résultats, le procédé de M. Nové-Josserand doit être un procédé de choix pour la cure de l'hypospadias.

II. — Ce procédé est applicable à toutes les variétés d'hypospadias.

III. — Il donne un canal bien calibré, sans rétrécissement au niveau de l'ancien méat, la rétraction postopératoire limitée quant à son étendue et sa durée est insignifiante, mais le malade doit avoir la précaution de se sonder régulièrement pendant les premières semaines après l'opération.

IV. — Le nouveau canal utilise les vestiges du corps spongieux, il a par suite les mêmes avantages que les procédés à lambeaux péniens et scrotaux. La miction et l'érection se font normalement.

V. — Les greffes dermo-épidermiques peuvent être également employées pour reconstituer une portion d'urètre manquante, soit congénitalement, soit après excision.

BIBLIOGRAPHIE

Argento. — Uretrogenesi per perforazione. *Riforma medica*, 1891.

Beck. — Neue operationsmethode der Eichelhypospadie. *New-Yorker Medicinische Monatschrifft*, 1897.

Breuer. — Eine neue operation der Hypospadie nach Bardenhauer. *Centralblatt für Chirurgie*, 1898, XXV.

Bryson (John). — Urethrotomy with transplantation for urethral stricture. *New-Yorker Medical Journal*, 1896.

Delorme. — *Société de Chirurgie*, 1890.

Fenwick. — Transplantation of a portion of a sheep's urethra. *The Lancet*, 1896.

Flavier. — De l'hypospadias. *Thèse*, Montpellier, 1898.

Fromm. — Kasuistik der Hypospadie und Epispadie. *Thèse*, Wurzbourg, 1897.

Howara et Lothrop. — A case of hypospadias. *Boston medical and Surgical Journal*, 1897.

Hartmann. — Les vices de conformation de l'urèthre et leur traitement. *Indépend. médicale*, 1898.

Horwath. — Die Beseitigung der Krummung bei Hypospadie. *Wiener medicinische Wochenschrifft*, 1895.

Kayes. — *Journal of cutaneous and genito-urinazy diseases* 1891.

Kingsbury. — Surgical treatment of hypospadias. *American Journal dermatology and genito-urinary diseases*, 1897.

Kronacker. — Zur operativen Behandlung der mannlichen Hypospadie. *Deutsche Zeitschrifft für Chirurgie*, 1896.

Link. — Eine modification zur operativen der Hypospadie. *Wiener med. Wochenschrifft*, 1897.

Mantegnacco. — Ipospadia perineale, uretroplastica, guarigione. *Bolletino clin.-scient. di Poliambul di Milano*, 1896.

Marato. — Traitement de l'hypospadia par le procédé de M. Duplay. *Thèse*, Paris, 1898.

Meusel. — Heilung einer ausgedehnten Harnröhrenzerreissung durch ueberpflanzung des inneren verhautblattes. *Berliner Klinische Wochenschrifft*, 1889.

Nové-Josserand. — *Lyon médical*, 1897. — *Revue de chirurgie*, 1898.

Paquet. — L'hypospadias et son traitement. *Nord médical*, 1898.

Reure. — Etude critique de l'hypospadias et de son traitement ; nouvelle méthode de reconstitution de l'urètre au moyen de greffes autoplastiques. *Thèse*, Lyon, juillet 1898.

Van Hook. — A new operation for hypospadias. *Annales of Surgery*, 1896.

Von Hacker. — Zur operativen Behandlung der Hypospadias glandis. *Beiträge klinische Chirurgie*, 1898.

Woëfler. — *Archiv für klinische Chirurgie*, 1888.

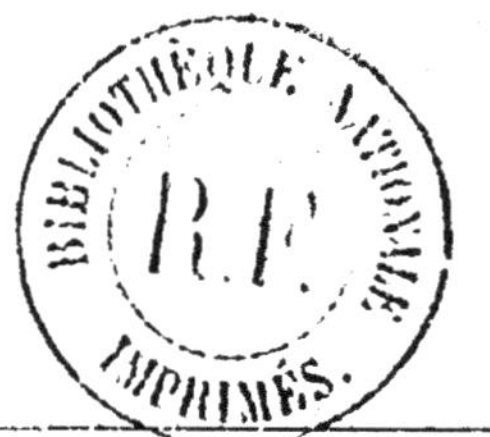

I. — Création du canal. Le bistouri, entré par le sommet du gland, sort par l'orifice hypospade après avoir créé tout le tunnel pénien. Pour le rendre plus visible, le bistouri a été couché sur le côté.

II. — La sonde porte-greffe. La greffe est fixée sur la sonde par un surjet au catgut ; l'extrémité devant être introduite la première est liée très fortement.

III. — Introduction de la sonde. La sonde sort par l'ouverture hypospade. La greffe est en rapport avec toute l'étendue du tunnel pénien, deux pinces ont été mises sur ses extrémités pour les rendre plus visibles. Il ne reste plus qu'à suturer l'extrémité balanique au pourtour du nouveau méat et à couper tout ce qui dépasse par les deux ouvertures.

Une sonde à demeure est introduite dans la vessie par le méat anormal.

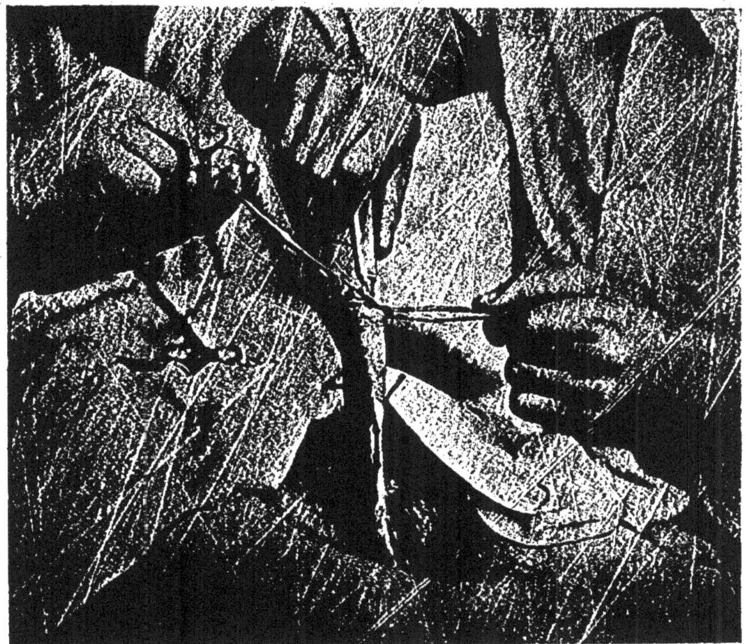

Figure I.

Figure II.

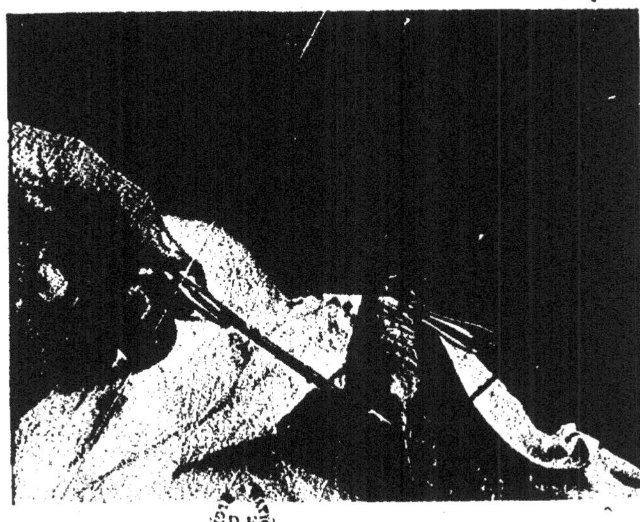

Figure III.

Georges Carré et C. Naud, Éditeurs.

CHARTRES — IMPRIMERIE DURAND, RUE FULBERT.

www.ingramcontent.com/pod-product-compliance
Ingram Content Group UK Ltd.
Pitfield, Milton Keynes, MK11 3LW, UK
UKHW020953140726
13695UKWH00003B/1383